CONTRIBUTION A L'ÉTUDE

DE LA

STASE INTESTINALE CHRONIQUE

D'ORIGINE CÆCALE

PAR

Le Dr Alfred GRIZARD

LYON
A. REY, IMPRIMEUR-EDITEUR DE L'UNIVERSITÉ
4, RUE GENTIL, 4

1912

CONTRIBUTION A L'ÉTUDE

DE LA

STASE INTESTINALE CHRONIQUE

D'ORIGINE CÆCALE

CONTRIBUTION A L'ÉTUDE

DE LA

STASE INTESTINALE CHRONIQUE

D'ORIGINE CÆCALE

PAR

Le Dr Alfred GRIZARD

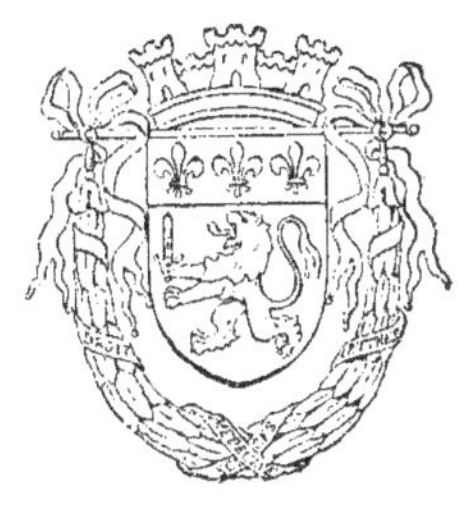

LYON

A. REY, IMPRIMEUR-ÉDITEUR DE L'UNIVERSITÉ

4, RUE GENTIL, 4

1912

A LA MÉMOIRE
DE MON PÈRE ET DE MA MÈRE

A LA MÉMOIRE DE MON FRÈRE

A MA FEMME ET A MES ENFANTS

A MA SŒUR

A TOUS CEUX QUE J'AIME

A mon Président de Thèse :

MONSIEUR LE PROFESSEUR LESIEUR

Professeur de Pathologie générale.

Hommage de profonde reconnaissance pour l'honneur qu'il nous fait en acceptant la présidence de notre thèse.

Il est un devoir qu'il nous est bien agréable de remplir alors que nous arrivons au terme de nos études médicales, celui d'exprimer notre reconnaissance à tous nos Maîtres qui nous ont donné sans compter leur enseignement et aussi leurs encouragements.

Nous prions M. le professeur Lesieur de croire à nos sentiments de profonde et respectueuse gratitude pour le grand honneur qu'il nous fait en acceptant la présidence du Jury de notre thèse.

Nos remerciements iront ensuite à nos Maîtres de l'Ecole de médecine de Dijon, MM. les Drs Deroye, Broussolle, Colette, Zipfel, Michaud, et aussi à M. le Dr Gault, professeur adjoint et chef des travaux d'anatomie, qui fut pour nous un Maître inlassablement dévoué et nous honora de son amitié.

C'est M. le professeur agrégé Leriche qui nous a donné le sujet et les idées directrices de notre thèse. Qu'il veuille bien croire à toute notre reconnaissance.

M. le Dr Lyonnet, médecin des Hôpitaux, fut toujours très aimable pour nous. Nous avons profité, autant que nous l'avons pu, de son enseignement cli-

nique et thérapeutique si clair et si précis. Nous l'assurons, lui aussi, de toute notre gratitude.

Que MM. les Drs Julien Tellier, Duroux, Palasse, chefs de clinique, le Dr Jean Colombet, ancien interne des Hôpitaux, notre compatriote, et le Dr Rey veuillent bien croire à nos sentiments de profonde reconnaissance.

CONTRIBUTION A L'ÉTUDE

DE LA

STASE INTESTINALE CHRONIQUE

D'ORIGINE CÆCALE

CHAPITRE PREMIER

Nous avons eu l'occasion d'observer dans le service du Dr Poncet une malade qui y fut opérée par le Dr Leriche, et chez laquelle l'intervention révéla quelques particularités intéressantes qui font en partie le sujet de notre thèse.

Observation

Il s'agit d'une jeune fille de vingt ans, n'ayant rien de particulier dans ses antécédents qu'une bacillose pulmonaire discrète et une constipation chronique rebelle à tout traitement. Elle entra en décembre 1911 dans le service du Dr Roques, en pleine crise appendiculaire. Les phénomènes furent assez inquiétants pour nécessiter l'entrée de la malade en chirurgie, en vue d'une intervention d'urgence. Mais le matin du jour où on devait l'opérer, il se produisit une rémission, et la malade fut guérie médicalement ; on attendit qu'elle ait repris ses forces pour intervenir à froid. Pendant le mois qui s'écoula ainsi, la malade souffrit légèrement dans la fosse iliaque droite ; la constipation était encore le symptôme dominant.

Le 10 janvier, M. Leriche intervint. Après laparotomie, le cæcum vint de lui-même se montrer dans la plaie et se laissa extérioriser facilement. Il était très volumineux, complètement mobile, un peu abaissé et plongeant dans le petit bassin. L'appendice ne présentait plus qu'un peu de congestion ; aucune adhérence ne le fixait. On aurait pu se demander s'il avait réellement été malade.

Mais sur la terminaison de l'iléon se voyait *une bride péritonéale, assez épaisse,* longue de 10 centimètres, passant sur la face antérieure de l'intestin et le fixant solidement à la paroi postérieure de l'abdomen. Les parties sus- et sous-jacentes étaient libres, mais légèrement *coudées*. L'appendice fut facilement enlevé ; la bride fut *sectionnée*, les surfaces cruentées furent péritonisées et deux points en U fixèrent le cæcum à la paroi postérieure.

Guérison sans incident : La malade a actuellement un bon état général, elle ne souffre plus de crises appendiculaires, *sa constipation a rétrocédé complètement*, phénomène digne d'être noté.

CHAPITRE II

CAUSES DE LA CONSTIPATION

Cette observation nous a amené à rechercher quelles sont les principales causes de la constipation chronique, et plus particulièrement celles d'origine cæcale.

La constipation, en général, peut dépendre d'un grand nombre de facteurs, dont les principaux sont : la quantité et la qualité des ingesta; la façon dont se font les sécrétions digestives; la manière dont s'effectue l'absorption intestinale; enfin, les modifications dans les mouvements du tube digestif (insuffisance motrice, spasme, etc.).

La plupart du temps, elle a une cause évidente, et trouve son explication dans une affection de l'intestin ou du péritoine (dilatations, typhlites, etc.); dans une lésion de l'estomac, du foie, des voies biliaires, du rein, du cœur, des organes génito-urinaires, ou du système nerveux. Nous ne parlons pas des maladies générales aiguës ou chroniques, où la constipation est souvent la règle.

En ce qui regarde plus spécialement le cæcum, elle peut s'expliquer soit par un néoplasme ou la tuberculose, soit par une typhlite ou l'actinomycose, etc. Souvent aussi, on trouve à l'autopsie de ces sujets, victimes durant toute leur vie d'une constipation restée sans étiquette, des brides péritonéales à points de départ variables : vésicule, cæcum ou appendice, appareil génital chez la femme. Mais nous n'insisterons pas sur ces diverses affections qui n'entrent pas dans le cadre de notre sujet.

Mais souvent aussi la cause réelle reste cachée ; et si l'on peut dire que, en beaucoup de circonstances, les diagnostics portés sur l'affection causale sont aussi variés que le nombre de médecins appelés à voir le malade, on peut ajouter que l'origine peut échapper dans une autopsie qui n'est pas faite avec les soins les plus minutieux. Et c'est pourquoi certains auteurs ont, chez les hommes, accordé une grande influence à l'état sédentaire ; chez les femmes, où la constipation est regardée comme banale, ils ont considéré cette constipation comme le résultat d'une mauvaise habitude prise et entretenue depuis longtemps.

Mais, en réalité, « elle a toujours une signification de lésion anatomique ancienne ou encore en évolution de la paroi intestinale ou du voisinage de l'intestin » (Paviot). « Elle est la manifestation d'une inflammation chronique du péritoine *appendicite, salpingite, cholécystite* » (Villard).

« Le rôle de l'entéroptose est encore discuté » (Cade). « Est-elle la cause ou l'effet de la coprostase ? » *(Id.)*. Il semble bien que ces deux phénomènes : entéroptose et coprostase, se prêtent un appui mutuel dans beaucoup de constipations chroniques.

Parmi les troubles qui déterminent la stagnation des matières au niveau du cæcum, nous n'avons pas trouvé signalés dans les traités classiques des troubles mécaniques pouvant être comparés aux faits mentionnés par notre observation. Nous mettons évidemment à part les bascules ou volvulus du cæcum qui constituent une affection toute différente des faits que nous avons observés. Ces phénomènes nécessitent par leur apparition des conditions anatomiques souvent semblables, il est vrai, à celles qui sont nécessaires aux progrès de la stagnation cæcale, mais ce qui les différencie de cette dernière, c'est un phénomène mécanique particulier, la torsion du cæcum autour d'un méso, c'est l'allure clinique avec un début brusque, la gravité rapide des symptômes, réclamant une intervention immédiate.

Mais, en cherchant dans la littérature étrangère, nous avons trouvé, surtout en Allemagne et en Angleterre, des faits semblables à ceux que nous avons rapportés Nous en avons trouvé d'autres aussi, dont les troubles sont identiques, mais dont la pathogénie semble un peu différente. Nous avons pu voir que certains auteurs les connaissent assez bien, et s'efforcent de les vaincre, n'hésitant pas pour cela à affronter un traitement chirurgical. M. Arbuthnot Lane, chirurgien du « Guy's Hospital » qui les a peut-être le plus étudiés, leur a donné le nom de *stase intestinale chronique*, sans préjuger de leur localisation anatomique qui peut être le cæcum, mais parfois aussi une portion quelconque du gros intestin, ou la totalité du tractus digestif.

CHAPITRE III

HISTORIQUE

Arbuthnot Lane, chirurgien du « Guy's Hospital » de Londres, a le premier attiré l'attention sur ce qu'il appelle la stase intestinale chronique, et il essaye, en 1901, d'en déterminer certaines causes jusqu'alors méconnues. La constipation n'est pas une entité pathologique, elle n'est que le signe extérieur d'un drainage intestinal défectueux (Harold Chapple). Et il s'attache à déterminer le mécanisme et les causes de ce syndrome contre lequel trop souvent la thérapeutique reste impuissante. Il signale la fréquence des coudures de l'intestin sur la production de la stase intestinale chronique et il insiste sur la coudure iléale qui n'est pas de nature inflammatoire, mais est due souvent à la distension cæcale chronique ; le cæcum trop lourd tiraille le péritoine qui s'épaissit, il se forme ainsi de nouvelles attaches pariétales entre le cæcum et l'iléon. Cette coudure porte depuis cette époque le nom de l'auteur qui l'a pour la première fois décrite, c'est la « Lane Kink ».

Dans la suite, plusieurs auteurs sont revenus sur cette pathogénie : on a recherché les causes anatomiques qui pouvaient provoquer la constipation :

Fischler, d'Heidelberg, en 1909, fait une étude sur la typhlatonie dont il décrit le syndrome clinique ; Klose, de Francfort, signale le cæcum mobile comme cause de constipation chronique. R. Gœbelle, de Kiel, en 1910, indique le traitement de certaines constipations : au cours de cette étude, il signale le cæcum mobile, les adhérences péritonéales, l'anomalie de position, de longueur ou de calibre du gros intestin comme susceptible, de provoquer la stase intestinale chronique. Ch. Mayo, de Rochester, en 1911, fait un travail sur « l'obstruction intestinale causée par les coudures et adhérences de la terminaison de l'iléon»; Arbuthnot Lane, à la même époque, confirme les idées qu'il avait émises sept années auparavant. Wilms, d'Heidelberg, fait l'étude clinique de cette constipation chronique due à « l'atonie et à la dilatation du cæcum », et que l'on confond souvent, dit-il, avec l'appendicite chronique. Dreyer, de Breslau, publie une statistique anatomo-pathologique sur la fréquence du cæcum mobile. De Guervan, de Bâle; Stierling, de Bâle; P. Klemm (Riga); H. Chapple (1911), posent les indications opératoires. Signalons encore les travaux de Vœlcker, d'Heidelberg; Rehn (Heidelberg); Alexander, de Leipzig; Sonnenburg, de Berlin; Dreyer, de Breslau; de Fromm (Berlin) et de Köste. Ces derniers auteurs, d'ailleurs, attaquent les idées précédemment émises, et contestent le rôle que l'on attribue à la mobilité du cæcum au cours de la constipation chronique.

Ajoutons enfin qu'en France une revue générale sur cette question encore très obscure et bien discutée a été faite en mai 1911 par Lejars *(Semaine Médicale).*

En somme, pour tous ces auteurs ces troubles sont conditionnés par des malformations anatomiques portant sur le péritoine cæcal. Le cæcum est en effet plus ou moins abaissé ; or, « ses déplacements sont fonction de sa mobilité » (Cavaillon et Delvoye), et sa mobilité, fonction de ses ligaments.

CHAPITRE IV

ÉTIOLOGIE ET PATHOGÉNIE

Le syndrome morbide appelé constipation chronique est le signe extérieur et visible d'un drainage intestinal défectueux (Harold Chapple). Cette stase intestinale peut être due à des sténoses, à des adhérences inflammatoires, à des compressions, etc. Mais cette étiologie est depuis longtemps connue et il n'y a pas lieu de s'appesantir sur elle. Bien plus intéressantes sont les causes toutes mécaniques au début, dues à certaines dispositions anatomiques de l'intestin.

L'homme, comme le fait remarquer M. Lejars, est soumis aux exigences de la vie civilisée. Il reste debout de 16 à 17 heures sur 24 ; dans la position debout ou dans la position assise, tronc vertical, le corps est placé de telle sorte que la progression du contenu intestinal devient très malaisée : ce contenu tend à s'accumuler dans les zones déclives et un certain degré de stase devient naturel et constant. D'ailleurs, la radiographie a établi « depuis longtemps que, même chez l'homme sain, il existe dans la position erecta un certain déplacement, un certain abaissement du cæcum, du côlon transverse, de l'anse sigmoïde, une ptose physiologique si l'on peut dire ».

Que la paroi abdominale s'affaiblisse, que la musculature de l'intestin diminue de résistance, et toute une série de troubles apparaîtront dans le fonctionnement de cet organe. Enfin, d'autres sont prédisposés à une stase plus durable et plus accentuée, et cela congénitalement, par leur « anatomie viscérale », suivant l'expression de Lejars.

C'est ainsi que certaines formes de constipation infantile sont dues à la longueur anormale et les inflexions multiples du côlon pelvien ; de même, l'inflexion en anse déclive du côlon transverse, le cæcum mobile et libre dans sa partie inférieure peuvent provoquer une gêne de la circulation intestinale.

Mais les malformations anatomiques dont nous avons cité quelques exemples demeurent le plus souvent latentes et insoupçonnées. Durant toute la vie (Lejars), elles jouent un rôle de prédisposition, et il faut autre chose pour que la ptose se complète et se manifeste cliniquement.

Ces dispositions anatomiques inflammatoires sont accentuées par l'influence de la vie, du régime, de l'état fonctionnel de l'intestin, de la musculature abdominale, de certaines affections générales ou locales (intoxications). Ces diverses causes se combinent souvent et concourent à créer la ptose pathologique et la stase continue qui en dérive.

Il se produit alors certaines déformations sur lesquelles Glénard, Arbuthnot Lane et nombre d'auteurs ont insisté. Elles sont commandées par un certain nombre de points fixes ou relativement fixes de l'intestin qui correspondent à :

La première portion du duodénum ;
L'angle duodéno-jéjunal ;
La jonction iléo-cæcale ;
L'angle hépatique du côlon ;
L'inflexion splénique du côlon ;
L'anse sigmoïde.

Il existe des ligaments péritonéaux en ces points qui fixent et soutiennent l'intestin normal ; mais que, sous certaines influences, un segment de l'intestin vienne à se déplacer et se trouve en état de ptose et de distension, les ligaments qui le soutiennent, au lieu de s'étirer, résistent le plus souvent ; ils s'élargissent, ils s'épaississent, parce qu'ils « travaillent » plus, et ils deviennent de véritables agents pathologiques qui contribuent à former des coudures et des barrages ; nous en donnons un exemple dans l'observation qui nous a inspiré notre thèse.

Enfin, en ces points où la stase intestinale est maxima, il se produit des inoculations septiques qui sont le point de départ d'adhérences inflammatoires et même d'une dilatation et d'une distension de la paroi intestinale.

Nous nous proposons d'étudier plus en détail ces déformations à propos de la région cæcale qui est une zone de prédilection pour la production des accidents dont nous avons parlé plus haut.

Trois déformations ont été signalées à ce niveau :

a) Le cæcum se trouve libre et mobile à son cul-de-sac inférieur sur un long segment et l'on est alors en présence du « cæcum mobile » ;

b) Tantôt le cæcum est dilaté et atonique : c'est le

type décrit sous le nom de typhlatonie par Fischler, de Heidelberg;

c) Tantôt il se produit un obstacle, une coudure dans la région iléale : cette déformation n'est pas de nature inflammatoire, mais elle est due à un épaississement du péritoine, une hypertrophie de certains ligaments normaux due à un tiraillement que provoque le poids anormal du cæcum (Lane).

I. **Cæcum mobile.** — Décrite pour la première fois par Wilms, cette déformation est due à la stagnation prolongée des matières (24 heures et plus) dans le cæcum. Mais, pour d'autres auteurs, cette pathogénie est très contestable. Vœlker met en doute l'importance pathologique de cette mobilité anormale. Sonnenburg considère cette mobilité comme extrêmement fréquente et comme purement physiologique, de même que la stase des matières dans la portion initiale du gros intestin. Pour lui, il n'y a de troubles que lorsque le cæcum est le siège d'inflammation (Typhlocolite). Il étend plus loin son raisonnement, et il prétend que le cæcum mobile est préférable au point de vue physiologique au cæcum fixe. De même, Dreyer, ayant examiné systématiquement la région iléo-cæcale, au cours de toutes les autopsies qu'il a faites, a trouvé cette anomalie dans 67 pour 100 des cas ; donc ce phénomène n'a rien de pathologique. C'est d'ailleurs chez les femmes que le cæcum mobile existe le plus souvent (75 pour 100 des cas), et cette disposition est vraiment heureuse, car au cours de la grossesse, le cæcum remonte généralement au-dessus de la ligne bi-iliaque ; si le cæcum se trouve fixé en position basse, il peut être le siège de coudures intestinales qui peuvent devenir très graves dans leurs conséquences. Il est vrai, comme le fait remarquer Fromm, qu'une mobilité excessive du cæcum peut provoquer l'apparition d'un volvulus au moment de l'accouchement.

En résumé, le cæcum mobile décrit par Wilms existe incontestablement. Il suffit de le rechercher d'une façon systématique, pour se rendre compte de sa fréquence. M. Leriche, en cette dernière année, en a signalé deux cas, et les deux malades étaient atteints de constipation opiniâtre.

Toutefois, en l'état actuel des choses, la plupart des auteurs refusent à cette déformation le rôle que lui font jouer certains cliniciens dans la stase intestinale.

Au point de vue purement anatomique, le cæcum mobile forme un organe très allongé ; le calibre est plus grand que normalement, l'extrémité inférieure descend jusqu'au petit bassin dont il remplit souvent la cavité. La terminaison de l'iléon se trouve entraînée dans cette ptôse et souvent se coude.

II. **Typhlatonie**. — C'est la dilatation chronique du cæcum, subinflammatoire.

La région cæcale est le siège d'une stase habituelle pour les matières fécales. Cette gêne est accentuée par la station verticale, et par la ptôse abdominale parfois accentuée. Il se produit alors des inoculations septiques, une inflammation catarrhale de la muqueuse ; la paroi intestinale, souvent prédisposée par sa minceur anormale ou l'insuffisance de sa musculature, cède, s'atrophie, se dilate, et ainsi s'expliquent pour une grande part les ectasies énormes que l'on observe parfois. Fischler a décrit cette déformation sous le nom de typhlatonie et il insiste pour la différencier du cæcum mobile de Wilms.

Pour Cheinisse, cette typhlectasie par « insuffisance musculaire plus ou moins accentuée » est due à un véritable catarrhe localisé au cæcum. Comme le fait remarquer Lejars, malgré toutes les protestations des auteurs, on est obligé de constater qu'ils reviennent à la théorie de la « typhlite », et Sonnenburg, au dernier Congrès de la Société allemande de Chirurgie, met en garde les cliniciens contre cette tendance pathogénique qui substitue à la notion si bien établie de l'appendicite chronique l'ancienne notion entérocolitique.

Pour M. Lejars, il est exagéré de faire du cæcum mobile et de la typhlatonie des affections autonomes, des maladies nouvelles, isolées, indépendantes.

Se rendant compte de la valeur de ces remarques, M. Stierlin, assistant de M. Wilms, reconnaît que seul le cæcum mobile est incapable de produire des accidents de stase, et il ne se manifeste cliniquement que s'il s'associe à une typhlatonie primitive ou secondaire ou à une autre cause de constipation colique.

M. Leriche nous a dit avoir récemment observé dans le service de M. Poncet une typhlatonie : la zone intestinale située au-dessous de la ligne menée par le bord iléal était très dilatée et remplissait le petit bassin. La dilatation était telle que, d'après lui, il y aurait lieu de décrire un mégacæcum, congénital ou acquis, identique aux mégacolons et au mégarectum.

III. **Coudures et adhérences de la terminaison de l'iléon.** — Lane les signale le premier (1904). Depuis cette publication, Mayo s'est attaché à noter avec soin l'état de la terminaison de l'iléon dans les cas d'appendicite chronique qu'il a opérés. Il a pu retrouver cette coudure iléale que A. Lane avait décrite comme une cause fréquente de constipation chronique et que Mayo appelle la coudure de Lane (Lane, Kink).

Il ne faut pas considérer cette coudure comme une déformation due à des phénomènes inflammatoires. Elle n'est pour ces auteurs que le résultat de la distension cæcale chronique : le cæcum est dilaté, lourd ; il tiraille le péritoine qui, par réaction, s'épaissit, et ainsi il s'établit de nouveaux ligaments constitués par le péritoine hypertrophié et reliant le cæcum à l'iléon ; ces ligaments épaissis, élargis, ne sont pas de nature inflammatoire ; ils représentent le développement, l'hypertrophie des moyens normaux de suspension, mais ils sont largement suffisants pour provoquer des coudures et, par suite, une gêne dans la circulation intestinale.

La terminaison de l'ileon est coudée et tordue. Cette coudure iléale a été retrouvée par Ch. Mayo dans un certain nombre de cas d'appendicite chronique. Notre observation est un exemple de cette disposition anatomique.

L'appendice lui-même, à la suite du prolapsus cæcal

et des tractions ligamenteuses qui en résultent, peut se trouver coudé ; au delà de cette coudure, il se distend et devient le siège de lésions inflammatoires localisées.

Très visibles au cours de l'appendicectomie, ces ligaments supplémentaires doivent être recherchés avec soin, car ils sont la cause de ces coudures iléales, de ces pseudo-adhérences signalées plus haut ; et si l'on néglige de sectionner ces néoformations, on s'expose à voir réapparaître, après l'appendicectomie, tous les symptômes fonctionnels qui avaient attiré l'attention du clinicien, et fait poser l'indication opératoire. Tout au contraire, si l'on fait disparaître ces coudures, la constipation douloureuse, chronique, ne tarde pas à s'atténuer et les résultats post opératoires deviennent de véritables succès.

C'est d'ailleurs, comme le fait remarquer Lane, dans la station verticale que l'on voit apparaître ou s'accentuer les coudures angulaires de l'intestin et s'accroître la gêne notable de la circulation intestinale.

Le cæcum et l'iléon ne sont pas les seuls points faibles où se produit cette déformation.

Le poids de l'estomac et du côlon est uniquement supporté par l'œsophage et le petit épiploon, et surtout par le ligament hépatogastrique. Que l'estomac se distende, le ligament gastro hépatique tirant sur le pylore, le coude et rétrécit son calibre. Et Lane considère que cette évacuation défectueuse du contenu stomacal provoque une altération rapide du chimisme gastrique et crée quelquefois l'ulcère rond.

De même au niveau du duodénum, le ligament duodéno-jéjunal tiraillé provoque une coudure à angle aigu de l'intestin.

Il signale également les coudures hépatique et splénique du côlon. Cette dernière a été étudiée par Bérard et Patel, de Lyon.

Ces coudures s'accentuent sous l'influence du poids anormal du côlon ascendant ou descendant en état de ptôse. De même, l'anse sigmoïde, si elle s'allonge et tombe sur le plancher du petit bassin se trouve comprimée fortement par la pression abdominale, et forme un obstacle marqué à l'évacuation des fèces.

Mais, tous les auteurs insistent sur la région iléo-cæcale, où la stase intestinale est un phénomène presque normal.

Accentuée, elle est la cause déterminante de toutes les inflammations cæcales et appendiculaires; et Lane ajoute : « il est absurde de considérer l'appendicite comme une affection primitive, susceptible de *déterminer secondairement toutes sortes de troubles qui ne relèvent en réalité que de la stase.* »

En résumé, les déformations auxquelles les différents auteurs attribuent un rôle important dans certaines stases intestinales d'évolution chronique se groupent sous trois chefs :

Ou bien le cæcum s'étire, augmente de volume, et devient extrêmement mobile; il se trouve alors en un état de ptôse très accentué, c'est le cæcum mobile ;

Ou bien il résiste et s'épaissit, d'où coudures et adhérences physiologiques ;

Ou bien, il se laisse dilater et l'on se trouve alors en présence de la « typhlatonie ».

D'ailleurs, très souvent ces trois phénomènes peuvent coexister, et même, ils ne forment qu'une minime partie des lésions du tube intestinal qui doivent être incriminées dans certains cas de constipation chronique (Köster).

CHAPITRE V

SYMPTOMATOLOGIE

Cette stase intestinale chronique se manifeste surtout chez la femme et chez l'enfant.

Ce sont les troubles fonctionnels qui prédominent. Le plus important, celui qui engage le malade à venir consulter son médecin, c'est la douleur abdominale. Celle-ci est très variable dans son degré et dans ses localisations. Parfois, elle est diffuse. Elle est plus souvent latérale, et au moment où les crises apparaissent, elle siège presque toujours en un point fixe, qui est le point où se trouve au maximum l'obstruction. Cette douleur est un symptôme d'ordre mécanique.

S'exagérant au moment des crises, elle se localise tantôt au niveau des lombes, tantôt vers les flancs, ou dans la région ombilicale, à l'épigastre.

C'est dans la région péri appendiculaire, en haut et en dehors du point de Mac Burney, que se trouve cette douleur lorsque le cæcum est en cause. Cette douleur cæcale, réveillée par la palpation, simule la crise appendiculaire : on ne constate pas de défense musculaire de la paroi. En réalité, elle n'est que la manifestation des tiraillements qui se produisent sur le méso-côlon.

Donc, crises douloureuses et intermittentes, et sensation douloureuse permanente au niveau de la région cæcale : tels sont les premiers symptômes de la stase intestinale chronique.

Pendant ces crises, le malade est absolument apyrétique, tout au plus la température monte de quelques dixièmes de degré : ce fait est important à noter pour le diagnostic différentiel avec l'appendicite.

Toujours parmi les troubles fonctionnels, il faut noter une constipation parfois opiniâtre qui existe dans 77 pour 100 des cas, d'après Stierlin, et peut se prolonger pendant vingt-huit jours, comme dans le cas signalé par Chapple. Il se produit dans l'intervalle des crises diarrhéiques une évacuation liquide mucomembraneuse, coexistant avec un ballonnement notable de l'abdomen. Mais cette évacuation intestinale est souvent factice, car la palpation révèle, dans le tube digestif, la présence de masses fécales dures qui obstruent le conduit.

Parfois le ballonnement précédemment signalé aboutit à une véritable crise de distension prenant les allures de pseudo-occlusion. Il faut aussi signaler les nausées et les vomissements qui ne sont point phénomènes rares à une période avancée de l'affection.

Signes physiques. — L'inspection de la région abdominale révèle, en plus de la distension généralisée de la paroi, une zone où cette distension est plus manifeste et forme une tumeur en relief.

La palpation révèle au niveau de la région cæcale la présence d'une tumeur allongée en boudin se prolongeant parfois jusqu'au petit bassin où elle plonge, elle remonte également dans le flanc. Cette tumeur est mobile, elle se déplace avec les différentes positions que l'on fait prendre au malade. Elle est sonore, elle gargouille. Lorsque l'examen s'est un peu prolongé, la palpation fait disparaître la tumeur qui s'est vidée de son contenu gazeux.

Bien entendu, ce phénomène n'apparaît que lorsque le cæcum est le siège de la stase intestinale. Si, par exemple, la coudure splénique doit être mise en cause, c'est le côlon transverse qui forme une tumeur sonore et dilatée.

La radioscopie est de toute utilité. La bouillie bismuthée stationne de douze à vingt-quatre heures dans le cæcum mobile et dilaté dont on suit alors facilement la direction et les contours : parfois, au contraire, au lieu d'être prolabé, le cæcum apparaît comme fixé dans la fosse iliaque.

Lorsque l'affection est déjà ancienne, il se produit des phénomènes d'auto-intoxication. Ce sont des céphalées sévères, pénibles, répétées, des nausées, des vomissements, prenant parfois l'apparence d'hématémèses au point de faire porter le diagnostic d'ulcère rond.

Le malade maigrit, il perd complètement l'appétit. Il a des malaises nerveux très nets : sensation de froid aux extrémités, menaces de syncope.

Il est en état d'apathie intellectuelle, devient hypocondriaque, et même a des idées de suicide que parfois il réalise.

Mais ces derniers phénomènes ne se produisent que

dans les cas extrêmement graves, et le plus souvent le syndrome clinique que l'on est appelé à constater se résume en douleur péricæcale et constipation opiniâtre, signes physiques d'obstacle dans la région cæcale.

CHAPITRE VI

ÉVOLUTION ET PRONOSTIC

La constipation d'origine cæcale a une marche chronique, avec, comme nous l'avons vu, des crises douloureuses de météorisme et parfois de subobstruction. La lésion, ou plutôt la déformation une fois constituée, a de grandes tendances à s'accroître, et, par conséquent, les troubles augmentent parallèlement. Aussi, le malade devient rapidement un infirme dont la vie est un horrible supplice, et souvent, avec les troubles d'auto-intoxication que nous avons signalés, il ne tarde pas à entrer dans la neurasthénie et la mélancolie.

Enfin le volvulus du cæcum le guette. Il possède, en effet, toutes les conditions qui peuvent le créer, et il est fort possible que les troubles vagues qui précèdent quelquefois le volvulus ne sont qu'un certain degré de cæcum mobile. Cela paraît d'autant plus vraisemblable que la plupart des auteurs expliquent les positions diverses de la torsion cæcale par la longueur du méso et le degré de mobilité du cæcum.

La stase cæcale est donc une affection toujours sérieuse, et dont le pronostic est assombri par la possibilité d'accidents subits et graves, capables de mettre rapidement en danger la vie du malade.

CHAPITRE VII

DIAGNOSTIC

Le diagnostic de la stase intestinale chronique d'origine cæcale, telle que nous l'avons envisagée, est certainement difficile, car il s'agit d'une affection encore mal connue.

La douleur, avec son siège variable même lorsqu'il s'agit d'une lésion cæcale ou péricæcale, loin d'être un secours précieux, peut causer de multiples confusions, puisqu'elle peut siéger tantôt au niveau de la fosse iliaque, tantôt dans le flanc, dans les lombes, à l'épigastre ou dans la région ombilicale.

Les crises de distension abdominale ne signifient pas grand'chose, lorsque le météorisme est généralisé; mais elles auront plus de valeur, lorsqu'on le trouvera localisé au niveau de cæcum.

Les phénomènes d'intoxication sont communs à toutes les constipations, et ils ne pourront que donner des indications sur le choix d'un traitement.

Ce sont surtout les signes physiques qui seront d'une réelle valeur : la palpation de l'ampoule cæcale et du côlon ascendant; la radiographie surtout qui permettra parfois de saisir la cause réelle, et presque toujours la localisation de la stase.

Malgré cela, le plus souvent, on ne pensera pas à la stase mécanique, et on confondra l'affection avec les maladies les plus diverses.

Souvent, on sera tenté de parler d'hystérie en présence de ces malades dont rien ne paraît pouvoir expliquer les malaises, et ce diagnostic paraîtra d'autant plus vraisemblable que les douleurs, d'ailleurs bizarres et variables d'une crise à l'autre chez le même sujet, disparaîtront parfois comme par enchantement à la suite d'une cause en apparence insignifiante, telle qu'un changement de position par exemple. Sans compter que les troubles d'auto-intoxication dont nous avons parlé pourront être pris aussi pour des symptômes de névropathie. Enfin, les tendances neurasthéniques qui sont si communes chez les constipés de longue date, ne sont pas faites pour venir éclairer le diagnostic.

Lorsque les douleurs habituelles occupent un siège élevé, on pensera à quelque chose du côté du rein, du foie ou de l'estomac; lorsqu'elles siégeront bas, c'est l'appareil génital, chez la femme, qui sera incriminé plus volontiers, et parmi les malades dont parle M. Arbuthnot Lane, il en est un certain nombre qui avaient été opérés tout d'abord de néphropexie, d'hystéropexie, sans résultat durable. D'autres fois, c'est une gastro-entéro-anastomose qui avait été pratiquée sans que les accidents se soient améliorés dans la suite.

Les annexites cependant seront facilement reconnues par le toucher vaginal, et nous ne croyons pas qu'il soit utile d'insister longuement sur les caractères qui distinguent les deux affections.

La néphroptose sera aussi facilement reconnue dans

la majorité des cas. En général, un cæcum distendu ressemble peu à un rein mobile : le rein a une consistance plus dure, tandis que le cæcum se laisse déprimer en produisant parfois un gargouillement caractéristique (Haussmann). Le cæcum ne donne pas lieu au phénomène du ballottement par la palpation bimanuelle, et parfois une palpation minutieuse permet de sentir que la tumeur se continue en haut avec le côlon ascendant. Enfin, la néphroptôse donne des signes urinaires qui font défaut dans la stase cæcale, et s'il y avait encore le moindre doute, la cystoscopie et le cathétérisme des uretères trancheraient la difficulté.

La confusion est quelquefois plus facile avec une vésicule, surtout avec une vésicule abaissée. La forme est la même dans les deux cas : tumeur allongée à fond dirigé vers le bas. Une exploration minutieuse pourra parfois faire éviter l'erreur et l'on cherchera à savoir quelle est la situation du côlon par rapport à la tumeur. En tout cas, la notion d'une matité se continuant avec celle du foie. la mobilité avec les mouvements respiratoires feront plutôt songer à une tumeur vésiculaire. Cependant, dans certains cas, le diagnostic sera difficile, d'autant que parfois une vésicule distendue provoquera une certaine gêne circulatoire dans le côlon et le cæcum et leur permettra de se laisser distendre.

Le même mécanisme explique que l'on puisse penser à un cancer du pylore rétrécissant la lumière du côlon. Cependant certains signes manqueront au tableau clinique et il faudra tenir compte de l'ancienneté de l'affection.

Dans d'autres cas, l'affection paraît assez nettement

localisable à l'intestin, mais, comme on ne trouve pas de signes nets, on la rattache à la maladie la plus commune parmi les maladies du tube digestif, celle qui procède aussi par crises entrecoupées de périodes relativement calmes : à l'entérite muco-membraneuse. Mais si l'on a soin d'examiner les matières de ces malades, on rejettera forcément ce diagnostic, car on ne trouve pas les mucosités glaireuses, ni les raclures de boyaux caractéristiques de l'entérocolite.

Les tumeurs du cæcum se distinguent par des signes un peu spéciaux. Là, il s'agit plutôt de tumeurs que de distensions, et de tumeurs dures et résistantes que l'on ne confondra pas avec les masses plus molles constituées par l'accumulation des matières ; celles-ci sont d'ailleurs sujettes à changer de forme ou de situation et capables de disparaître complètement d'un jour à l'autre. Le cancer est plutôt diarrhéique que sténosant ; en tout cas, il est rare que l'examen des fèces ne fasse pas constater la présence plus ou moins considérable de sang, au moins décelable par le procédé de Weber. La tuberculose sera dépistée par les antécédents du malade, les signes généraux et la forme un peu spéciale de la tumeur iléo-cæcale. Quant à l'actinomycose, elle est rare et adhère rapidement à la peau.

Nous arrivons maintenant à des affections que, dans la majorité des cas, il sera difficile de ne pas confondre avec celle qui nous occupe : nous voulons parler des brides et adhérences anciennes, des coudures au niveau des angles coliques et surtout de l'appendicite.

Dans les coudures des angles coliques, les accidents sont absolument les mêmes que dans la stase cæcale, survenant par crises et disparaissant à la suite de changements de position ou de débâcles intestinales (Bérard et Patel).

Les brides, les reliquats d'inflammation ancienne, les adhérences péricæcales et périappendiculaires pourront donner aussi un tableau identique. On y songe lorsqu'il semble y avoir une crise appendiculaire ou une péritonite ancienne. Mais comme les accidents aigus ne sont pas rares dans le cæcum mobile, on sera bien souvent amené à subordonner les accidents présents à la présence de ligaments pathologiques qu'on mettra facilement sur le compte des crises antérieures.

Mais c'est avant tout l'appendicite chronique que l'on rendra responsable de ces crises à répétition ; et les malades sont nombreux chez qui on a pratiqué l'appendicectomie sans qu'ils aient vu la moindre amélioration dans leur état (Klose). Il y a cependant certaines différences dans l'allure clinique, différences souvent très légères et bien difficiles à découvrir, mais qu'il faudra cependant rechercher. Dans l'appendicite, la douleur est généralement plus aiguë et mieux localisée au point de Mac Burney ; la réaction abdominale est plus généralisée et plus vive ; il y a de la défense de la paroi, mais pas de météorisme localisé. Enfin, dans la stase cæcale, il n'y a pas de fièvre ou seulement une élévation de température de quelques dixièmes de degré : ce signe, lorsqu'on aura la bonne chance de l'observer, prendra une importance capitale. Mais n'oublions pas que la question peut être compliquée par une inflammation secondaire de l'appendice, auquel cas l'erreur serait au plus haut degré excusable.

Lorsque les accidents prendront une gravité spéciale, le début brusque et l'intensité des symptômes joints à la perception possible d'une anse dilatée dans la fosse iliaque droite, pourront faire porter le diagnostic de volvulus cæcal. Mais ici il y a un état péritonéal plus accentué, des signes généraux plus prononcés, et le cæcum se trouve souvent ailleurs que dans sa place normale. On ne peut tenir trop grand compte de l'existence de troubles antérieurs, car il existe une forme médicale de volvulus qui semble se rattacher par des liens étroits aux troubles du cæcum mobile. D'ailleurs, nous savons que la stase cæcale peut se compliquer de volvulus, ce qui pourra encore augmenter les difficultés du problème.

Enfin, lorsque le cæcum, cependant non tordu, sera anatomiquement en situation anormale, le diagnostic sera, dans la règle, nettement impossible.

Dans tous les cas de constipation chronique difficile à expliquer, il faudra donc songer à la stase des matières et à rechercher les symptômes. Pour cela, il sera nécessaire d'examiner complètement et minutieusement le malade, de l'interroger avec le plus grand soin. En aucun cas, il ne faudra négliger la radiographie sur laquelle Schwartz et Stierlin ont insisté à juste titre.

Mais souvent le diagnostic qui a échappé à l'examen échappera encore à la laparotomie si on ne prend pas soin de rechercher les lésions, témoin les nombreuses interventions inutiles qui furent pratiquées chez certains malades et dont nous avons dit quelques mots. L'essentiel est donc d'y penser et de regarder, car nous verrons plus loin que les chirurgiens qui sont intervenus contre ces troubles ont eu des résultats qui méritent d'attirer l'attention.

CHAPITRE VIII

TRAITEMENT

On peut être amené à instituer une thérapeutique contre la stase intestinale chronique, d'origine cæcale, dans deux sortes de circonstances. Ou bien, il s'agit d'un malade qui présentait de la constipation sur laquelle un traitement rationnel n'a pas été encore appliqué, et on devra d'abord essayer un traitement purement médical. Ou bien, on a décidé une intervention, soit que le traitement médical prolongé ait échoué, soit que, dans le cours d'une laparotomie pratiquée pour une affection abdominale présumée (le plus souvent une appendicite chronique), on ait découvert les lésions que nous avons signalées.

I. Traitement médical.

C'est celui que l'on devra tout d'abord tenter *dans tous les cas* [1], et ce traitement différera peu de celui qu'on dirige habituellement contre la constipation.

Les médicaments seront cependant peu employés, car

[1] Nous insistons sur ce point pour qu'on ne nous fasse pas dire autre chose que ce que nous pensons.

ils sont en général mal supportés (Fischler). Certains auteurs vantent cependant les effets de la belladone (Wilms). On pourra aussi tenter l'administration de laxatifs, de lavements, l'application de suppositoires à la glycérine.

Mais c'est surtout à des prescriptions hygiéniques qu'il faudra recourir : instituer une diète relative, surveiller étroitement l'alimentation, et ordonner un exercice méthodique.

Le massage, qui fait contracter les muscles abdominaux, a donné de nombreux succès à Alexander et à Fischler. L'électrothérapie, appliquée méthodiquement, aurait les mêmes avantages et pourrait aussi donner de bons résultats.

Souvent, ce traitement médical sera suffisant pour améliorer l'état du malade (Fischler) ; mais si, prolongé assez longtemps, il reste sans effet, la question de l'intervention chirurgicale peut être envisagée.

II. Traitement chirurgical.

1° Ses indications. — Il peut paraître excessif de parler d'intervention dans une affection aussi banale que la constipation. Mais si l'on réfléchit qu'elle peut devenir une infirmité intolérable et que, d'autre part, la localisation possible des lésions peut se prêter à un traitement parfois radical, on perdra un peu de son intransigeance.

Aussi, même les auteurs qui sont le plus partisan de l'expectative, comme Wilms, Fischler, Stierlin, déclarent que le traitement opératoire doit être discuté dans certaines circonstances. Le scepticisme de Köste, sur les avantages qu'on en attend, ne peut être érigé en loi générale, car ses objections portent surtout sur les cas où les lésions s'étendent à la plus grande partie de l'intestin, et nous n'envisageons que celles qui sont localisées au cæcum ou à son voisinage. Stierlin intervient dans des cas bien précis : les cas où l'affection est rebelle à tout traitement médical ; ceux où l'état général est assez grave du fait des accidents d'auto-intoxication ; ceux, enfin, où il y a de la stagnation cæcale sans participation du reste du gros intestin.

2° Procédés opératoires. — Bien que la question soit relativement jeune, de nombreux procédés ont déjà été proposés. Nous allons les signaler brièvement, quitte à revenir plus loin sur les principaux d'entre eux pour essayer de préciser leurs indications respectives.

A l'exemple de Lejars, nous diviserons ces interventions en trois groupes : méthodes restauratrices (rupture d'adhérences, suspension, plicature du cæcum) ; méthodes de dérivation (entéro-anastomoses) ; méthodes radicales (résections intestinales).

a) *Méthodes restauratrices*. — Comme leur nom l'indique, elles tendent à ramener les organes à l'état primitif, normal, par le minimum de manœuvres. C'est le but que se proposent la rupture de certaines adhérences — la fixation du cæcum ou cæcopexie —, sa plicature ou cæcoplicature.

Rupture d'adhérences. — Les ligaments hypertrophiés par leur surmenage devront être soigneusement supprimés, car ils jouent le principal rôle dans les déplacements du cæcum et les douleurs qui en sont la conséquence.

Nous reviendrons, d'ailleurs, plus loin sur cette question *(Rapports avec l'appendicectomie).*

Cæcopexie. — Klose pratique la cæcopexie intrapéritonéale que Wilms avait déjà recommandée : après ablation de l'appendice, il fixe le cæcum et le côlon ascendant au péritoine postérieur par des points séro-séreux.

Klemm et Fischler recommandent aussi cette opération.

Le professeur Rehn, de Francfort, préfère fixer à la fois le cæcum et le côlon ascendant : c'est une fixation un peu plus complète, la cæcocoloraphie.

M. Leriche a eu récemment l'occasion de pratiquer une cæcopexie chez une jeune fille opérée pour une malformation utérine. Cette jeune fille était une constipée d'habitude, avec de grandes débâcles par périodes. Depuis l'intervention, les selles se sont régularisées, à sa grande satisfaction.

Cæco-plicature. — La cæco-plicature est une opération analogue à la plicature de la vessie que l'on pratique sur les vessies distendues des prostatiques sans prostate.

Bircher et Mauclaire suturent en surjet l'une à l'autre les bandelettes longitudinales externe et moyenne sur une longueur de 8 centimètres, après avoir extirpé l'appendice. Ce procédé efface les bosselures les plus saillantes et réduit ainsi le calibre du cæcum.

Klemm, Welcker font aussi la cæco-plicature. Gœbel raccourcit la longueur de l'ampoule par des points longitudinaux, après avoir sectionné les brides et adhérences qui peuvent exister dans le voisinage.

Enfin, certains auteurs conseillent d'associer les deux procédés : fixation et plicature.

b) *Méthodes de dérivation.* — Elles sont défendables, puisqu'elles mettent le cæcum au repos et ont pour double effet d'éviter la stase et le tiraillement sur les ligaments malades.

Iléo-sigmoïdostomie. — Cette anastomose est pratiquée surtout par de Quervain et M. Arbuthnot Lane. Celui-ci faisait autrefois l'anastomose latéro-latérale; il fait maintenant l'anastomose termino-latérale, car certains opérés conservaient après l'intervention des douleurs abdominales assez vives qu'il attribue à une distension du cul-de-sac iléal, au-dessous de l'abouchement.

D'après M. Leriche, il n'est pas constant d'obtenir par l'iléo-sygmoïdostomie le résultat que théoriquement on peut en espérer. Chez une malade atteinte d'ulcère de l'estomac et de constipation opiniâtre, M. Leriche pratiqua, à la fois une gastro-entérostomie et une iléo-sigmoïdostomie par implantation. Le résultat fut nul et la malade en resta aussi constipée qu'auparavant.

Iléo-transversostomie. — De Quervain et Wilms employaient autrefois l'iléo-sygmoïdostomie, mais ils l'ont actuellement délaissée pour anastomoser l'iléon au côlon transverse, et cela pour des raisons que nous signalerons plus loin.

c) *Méthodes radicales.* (Résections intestinales). — On a fait, sur des formes étendues de stase intestinale, des opérations plus complètes, telles que colectomie, résection du cæcum (Arbuthnot Lane, K. Chapple), mais nous verrons que ces interventions ne sont que secondaires, et qu'elles ne sont pratiquées que dans certains cas.

d) *Rapports avec l'appendicectomie.* — Nous avons dit que les troubles dans le volume ou la statique du cæcum ont des rapports étroits avec l'état de l'appendice. D'une part, les ligaments normaux tendus par le poids qu'ils ont à supporter tiraillent fortement cet organe, qui arrive à se fixer et à s'enflammer. D'autre part, s'il est vrai que des ligaments anatomiques un peu anormaux dans leur longueur et leur disposition peuvent produire des troubles graves sur le cours des matières, il est évident aussi que des ligaments pathologiques développés aux dépens du péritoine voisin d'un appendice primitivement malade, peuvent produire des conséquences absolument semblables. De là, deux choses à retenir :

α) Enlever systématiquement l'appendice, lorsqu'on se trouve en présence d'un cæcum mobile ou d'une typhlatonie, car l'appendice peut être secondairement lésé. C'est d'ailleurs le conseil que donnent la plupart des auteurs.

β) Au cours d'une appendicectomie, rechercher les adhérences et les rompre ; rechercher aussi si le cæcum n'est pas déplacé ou anormalement distendu, et remédier à ces troubles, s'ils existent (Gœbel fait systématiquement la cæco-plicature dans l'appendicectomie).

γ) *Faire toujours dans l'appendicectomie des incisions larges*, car, si on laisse échapper les adhérences que nous avons signalées plus haut, on aboutit presque fatalement à un *échec opératoire*.

3° Résultats opératoires. — Ces interventions paraissent d'une bénignité frappante, car, en un an, sur seize anastomoses pratiquées au Guy's Hospital, il y eut seulement une mort, provoquée par la rupture dans le péritoine d'un abcès de la paroi.

Sur 43 cas de cæcopexie étudiés par Stierlin, on trouve 75 pour 100 de guérisons, 16 pour 100 d'améliorations et 9 pour 100 d'interventions inefficaces. Et sur 154 cæco-colorraphies pratiquées dans le service de Rehn, Klose cite 89 pour 100 de guérisons complètes. Dans ces cas, la plicature avait souvent été associée à la cæcocoloraphie.

L'iléo-sigmoïdostomie, en particulier, a, au point de vue des résultats consécutifs, une valeur incontestable. Les accidents d'auto-intoxication disparaissent rapidement, et la bouillie bismuthée atteint le rectum en huit heures, c'est-à-dire cinq ou six fois plus vite qu'avant l'opération. On a fait à cette intervention cette objection que les malades ont souvent de la diarrhée du fait de leur anastomose, mais H. Chapple déclare formellement qu'elle ne se voit pas dans ces cas là. Néanmoins, pour la prévenir, de Quervain et Wilms préfèrent pratiquer l'iléo-transversostomie qui laisse subsister une assez longue portion de gros intestin.

Après les résections cæcales, il y a parfois quelques douleurs, dues probablement à des adhérences de l'intestin grêle à la fosse iliaque droite, ou à des crises de distension gazeuse. Mais, en général, ces phénomènes cèdent rapidement à l'huile de ricin ou à la paraffine liquide.

4° Indications respectives de ces diverses interventions. — Il est encore téméraire d'attribuer à toutes ces méthodes une destination de choix. Cependant, il semble que deux cas bien différents peuvent se présenter. Ou bien on a affaire à un cæcum mobile, plus ou moins abaissé ou déplacé, et le traitement rationnel, c'est la cæcopexie. Ou bien, il s'agit d'un cæcum fortement distendu, de typhlatonie ; et le traitement qui paraît le plus logique, c'est la cæco-plicature.

Certains auteurs (Welcker) donnent plus d'importance à la dilatation qu'à la mobilité et luttent surtout contre elle ; mais le plus souvent, ce n'est qu'après l'ouverture du ventre qu'on décidera de la technique à suivre. Dans certains cas, il faudra corriger à la fois la distension et la mobilité, mais jamais il ne suffira de faire simplement une appendicectomie (Wilms), puisque, même si l'appendice est enflammé, les lésions primitives sont ailleurs que dans cet organe. C'est dans ces cas que l'on pourra pratiquer la fixation et la plicature associées, ou employer les autres méthodes opératoires (anastomoses, résections intestinales), lesquelles ont été préconisées par différents auteurs, contre chacune de ces deux malformations.

Quelquefois, d'ailleurs, l'une pourra réussir là où une autre aura échoué : témoin le cas de de Quervain qui, bien que ne rentrant pas dans le cadre de cette étude, peut néanmoins servir d'exemple. De Quervain, chez un de ses malades, fit d'abord une iléo-sigmoïdostomie pour une dilatation du côlon transverse et de ses angles ; l'affection ayant récidivé, il pratiqua la colectomie, et la guérison se maintient complète depuis huit ans. Arbuthnot Lane fait aussi toujours une anastomose iléo-sigmoïdienne, et, si les résultats ne sont pas suffisants, il fait une résection partielle du gros intestin.

Que signifient tous ces faits, sinon qu'on en est encore à une période de tâtonnements opératoires, et qu'on ne peut, en l'état actuel de la question, donner des règles précises pour les indications spéciales de ces différentes méthodes ?

Certains chirurgiens, à cause de cette incertitude encore réelle, repoussent toute idée de traitement chirurgical, et quelques-uns vont jusqu'à déclarer que le remède est plus à redouter que le mal, et préfèrent un cæcum mobile à un cæcum fixé (Sonnenburg, Völcker). Mais nous croyons, avec Lejars, que « la thérapeutique doit être d'abord médicale ; elle devra même rester médicale dans certaines formes qui seraient à préciser ; mais, si elle échoue, le recours à la chirurgie s'impose et à une heure suffisamment hâtive pour qu'il puisse être efficace ».

En résumé, « c'est là une de ces nombreuses questions qui ne peuvent progresser que par une collaboration étroite, médico-chirurgicale » (Lejars). La question reste ouverte, et de nombreux points restent encore à éclaircir ; il faut, en clinique, réserver un large champ d'observation à la « stase intestinale chronique », aux causes qui la déterminent, aux troubles qui en sont la conséquence, aux diverses formes qu'elle peut revêtir, aux erreurs de diagnotic qu'elle peut entraîner ; il faudra enfin étudier ses diverses formes anatomiques, distinguer, parmi les méthodes opératoires qu'on a proposées, celles qui leur conviendront plus particulièrement, puisque des succès encourageants ont été déjà maintes fois rapportés. Des objections sérieuses et fondées ont été faites au traitement chirurgical, d'autres encore seront formulées, mais l'avenir et l'expérience jugeront de leur valeur : comme nous l'avons déjà dit, « il convient de chercher encore » (Lejars).

Telles sont les réflexions pathogéniques et thérapeutiques que nous ont suggéré les faits encore peu connus que nous avons exposés. Il est évident qu'elles peuvent être l'objet de nombreuses critiques, surtout en France où l'on fait jouer un rôle très important à l'inflammation dans les cas de constipation chronique. Mais, il est certain que dans bien des cas, le cæcum libre, la typhlatonie, les ligaments péritonéaux doivent être seuls incriminés, et c'est dans ces cas que la chirurgie peut avoir une action salutaire, et rendre la vie supportable à des malades que la constipation empoisonne moralement et physiquement.

CONCLUSIONS

I. — « La stase intestinale chronique » peut être uniquement d'origine cæcale et relever de causes encore peu connues :

a) De malformations anatomiques siégeant au niveau du péritoine cæcal et réalisant le type décrit sous le nom de cæcum mobile ;

b) D'une dilatation due à l'atonie de la paroi cæcale, décrite sous le nom de typhlatonie ;

c) Enfin, d'après Lane, de l'hypertrophie simple du péritoine due à des tiraillements qui se produisent au niveau des ligaments normaux sous l'action du poids et d'un déplacement du cæcum. Nous n'admettons guère cette dernière explication : les lésions péritonéales, péricæcales ou iléales, doivent être envisagées de préférence comme des lésions d'origine inflammatoire ; d'ailleurs ceci ne change rien à leur influence sur la constipation.

II. — Cette stase, qui se traduit par de la constipation opiniâtre et chronique, s'accompagne de crises douloureuses péricæcales et quelquefois d'accidents de subobstruction, peut être confondue avec un grand nombre d'affections, plus particulièrement avec l'appendicite chronique, et comporte parfois un pronostic grave.

III. — Aussi cette affection ne doit pas être ignorée dans ses causes, parce que, en cas d'échec du traitement médical, cette constipation chronique peut céder complètement à certaines opérations répondant exactement aux malformations signalées :

Ruptures d'adhérences ;
Cæcopexie ;
Cæcoplicature ;
Anastomose intestinale ;
Résection du cæcum.

Les indications opératoires respectives sont encore mal définies.

BIBLIOGRAPHIE

ARBUTHNOT LANE, *Operative Treatment of chronic constipation*, London, 1904.

— Influence des coudures de l'intestin sur la production de la stase intestinale chronique (*The British Medical Journal*, nos 25 et 26, 22 avril 1911).

BÉRARD et PATEL, Les occlusions intestinales par coudure de l'angle colique gauche (*Revue de Chirurgie*, mai 1903, et *Semaine médicale*, 1903, p. 314).

CHAPPLE, Chronic intestinal stasis treated by short-circulation a colectomy A brief study of the life histories of fifty cases (*Brit. Med. Journ.*, 22 avril 1911).

CAVAILLON et DEBROYE, Volvulus du cæcum (*Rev. gyn. et chir. Abd.*, 1908).

CHEINISSE, les Appendicites fantômes et les fausses appendicites (*Semaine médicale*, 1910, p. 3, 6).

DREYER, A propos du cæcum mobile (*Beiträge zur Klinischen Chirurgie*, t. LXXV, fasc. 2, août 1911, p. 73 à 113).

DUCASSE, *les Ptôses du gros intestin et leurs complications chirurgicales* (thèse de Paris, 1899).

DE QUERVAIN, Sur les interventions opératoires dans les troubles inflammatoires et fonctionnels du gros intestin (*Arch. fur Klinische Chirurgie*, t. XLV, fasc. 2, juin 1911).

FISCHLER, Die Typhlatomie (*Dilatatio cæci*) als selbständiges Krankheitsbild und ihre Bezahungen zur Appendicitis (*Mikeil aus den Grengzebieten der Med. und Chir.*, 1909, XX, n° 4, 663).

— De la typhlatomie (dilatation du cæcum) et ses rapports avec les états pathologiques analogues (appendicite chronique, typhlectasie cæcum mobile, torsion chronique du cæcum (*Münchener medezinische Wochenschrift*, t. LVIII, n° 23, 6 juin 1911).

GOEBELL, Traité chirurgical de la constipation (*Medizinische Klinik*, t. VI. 445, 6 novembre 1910).

KLEMM, De l'appendicite chronique sans crises. Les relations avec l'atonie du cæcum. Le cæcum mobile et les états similaires (*Arch. für Klin. Chirurg.*, t. XLV, fasc. 3, 1911).

KLOSE, de Francfort, le Cæcum mobile (*Anatomie et Clinique, Beiträge zur Klinischen Chirurgie*, t. LXIII, fasc. 3, juin 1909).

KLOSE, Die habituelle Torsion des mobilen Zœkum. Ein typisches Krankheitsbild (*Münch. med. Wochensch.*, 15 février 1910).

— Le cæcum mobile ; ses conséquences dans le traitement chirurgical des ptôses du tube digestif (*Beiträge zur klinischen Chirurgie*, t. LXXIV, juillet 1911, p. 593).

LEJARS, la Stase intestinale chronique (*Semaine médicale*, 22 mai 1911, n° 21, p. 241, 245).

— Les formes graves de la constipation et leur traitement chirurgical (*Semaine médicale*, 1904, p. 419).

PAVIOT, *Précis de diagnostic médical*, collection Testut.

STIERLIN, Das Cæcum mobile als Ursache mancher Fälle sogchronischer Appendicitis und die Erfolge der Colopexie (*Deutsche Zeitsch. f. Chir.*, 1910, CVI, 4-6, p. 407).

— Sur un nouveau traitement opératoire de certains cas de constipation rebelle simulant l'appendicite chronique (*Mikelungen ans den Grenzgebieten der Medizin und Chirurgie*, t. XXIII, fasc. 3, 1911).

SCHWARZ, Der Nachweis des Cœcum mobile mikels der Röntgen Strahlen (*Wien. med. Wochensch.*, 4 juin 1910).

VILLARD, De la constipation dans les inflammations chroniques du péritoine : appendicite, cholécystite, salpingite (*Lyon médical*, 29 avril 1906).

WANDEL, Sur le volvulus du cæcum et du colon ascendant (*Mikeil. ans den Grenzgebieten der Med. und Chir.*, 1903, XI, p. 39).

WILMS, Das Cæcum mobile als Ursache mancher Fälle von sogenamter chronischer Appendicitis (*Deutsch. med. Wochensch.*, 8 octobre 1908, p. 1756, et *Semaine médicale*, 1909, p. 67).

— Appendicite chronique et cæcum mobile (spasme, atonie, dilatation du cæcum (*Archiv für Klinische Chirurgie*, t. XLV, 3 juillet 1911, p. 581 à 594).

TABLE DES MATIÈRES

Chapitre premier. — Observation 9

Chapitre II. — Causes de la constipation 11

Chapitre III. — Historique 14

Chapitre IV. — Étiologie et pathogénie 17

Chapitre V. — Symptomatologie 27

Chapitre VI. — Évolution et pronostic 31

Chapitre VII. — Diagnostic. 32

Chapitre VIII. — Traitement 39

Conclusions 49

Bibliographie 51

Lyon. — Imprimerie A. Rey, 4, rue Gentil. — 61074.

www.ingramcontent.com/pod-product-compliance
Lightning Source LLC
LaVergne TN
LVHW012003160826
845678LV00002B/679

* 9 7 8 2 3 2 9 6 8 0 6 6 8 *